# 50 Recetas de Jugos Para Combatir la Osteoporosis:

Haciendo los Huesos Más Fuertes Un Día a la Vez a Través de Ingredientes de Rápida Absorción En Vez de Píldoras

Por

**Joe Correa CSN**

# DERECHOS DE AUTOR

Esta publicación está diseñada para proveer información precisa y autoritaria respecto al tema en cuestión. Es vendido con el entendimiento de que ni el autor ni el editor están envueltos en brindar consejo médico. Si éste fuese necesario, consultar con un doctor. Este libro es considerado una guía y no debería ser utilizado en ninguna forma perjudicial para su salud. Consulte con un médico antes de iniciar este plan nutricional para asegurarse que sea correcto para usted.

# RECONOCIMIENTOS

Este libro está dedicado a mis amigos y familiares que han tenido una leve o grave enfermedad, para que puedan encontrar una solución y hacer los cambios necesarios en su vida.

# 50 Recetas de Jugos Para Combatir la Osteoporosis:

Haciendo los Huesos Más Fuertes Un Día a la Vez a Través de Ingredientes de Rápida Absorción En Vez de Píldoras

Por

**Joe Correa CSN**

# CONTENIDOS

## ACERCA DEL AUTOR

Luego de años de investigación, honestamente creo en los efectos positivos que una nutrición apropiada puede tener en el cuerpo y la mente. Mi conocimiento y experiencia me han ayudado a vivir más saludablemente a lo largo de los años y los cuales he compartido con familia y amigos. Cuanto más sepa acerca de comer y beber saludable, más pronto querrá cambiar su vida y sus hábitos alimenticios.

La nutrición es una parte clave en el proceso de estar saludable y vivir más, así que empiece ahora. El primer paso es el más importante y el más significativo.

# INTRODUCCIÓN

50 Recetas de Jugos Para Combatir la Osteoporosis: Haciendo los Huesos Más Fuertes Un Día a la Vez a Través de Ingredientes de Rápida Absorción En Vez de Píldoras

Por Joe Correa CSN

Osteoporosis significa un "hueso poroso". Es una enfermedad dolorosa, descrita como una reducción en la densidad de los huesos, que los vuelve débiles y frágiles. Cuando se ve bajo el microscopio, los huesos osteoporóticos han perdido su densidad y contienen una estructura anormal que puede ser reconocida fácilmente. Como resultado, los huesos tienden a quebrarse con una simple caída o saltos menores. Esta enfermedad silenciosa puede desarrollarse a lo largo del tiempo, sin que uno lo note. La ruptura repentina de huesos es actualmente el primer signo visible de la osteoporosis. En este caso, usted debería pedir a su médico que haga una prueba de densidad ósea y determine la condición de sus huesos.

La disminución en la densidad ósea usualmente ocurre luego de los 35 años, especialmente en mujeres luego de la menopausia, haciendo de este grupo estadístico el más propenso a la osteoporosis. Desafortunadamente, es una condición muy común. Más de 55 millones de personas en

Estados Unidos sufren de masa ósea baja, lo que podría conllevar a la osteoporosis. Algunas estadísticas muestran que una de cada dos mujeres (y uno de cada cuatro hombres) a la edad de 50 años, son propensas a romperse un hueso por esta enfermedad.

Los factores de riesgo más grandes que llevan hacia huesos frágiles son la genética e historial familiar de osteoporosis, una dieta pobre con falta de calcio y vitamina D, consumo de alcohol y cigarros, un historial de artritis reumatoidea y un bajo peso corporal. Cuando se los combina, estos factores de riesgo podrían tener efectos devastadores en sus huesos.

Afortunadamente, algunos cambios en el estilo de vida han probado ayudar a mejorar la densidad ósea y prevenir la osteoporosis. Estos cambios incluyen una dieta saludable y balanceada, ejercicio regular y adecuado, suplementos de calcio y vitamina D, y finalmente evitar el alcohol y los cigarros.

Nuestro cuerpo es una estructura viviente magnífica, con la habilidad sorprendente de regenerarse y curarse. Con algunos hábitos diarios pequeños, usted puede hacer maravillas y prevenir esta enfermedad desafortunada. Este libro es el primer paso en esa dirección. Contiene recetas de jugos para curar y prevenir la osteoporosis, que están basados en ingredientes naturales y saludables para ayudar a su cuerpo a defenderse.

Estas recetas de jugos son saludables, sabrosas y extremadamente fáciles de hacer. Encontrará la mayoría de los ingredientes en su supermercado local, lo que los hace perfectos para un desayuno rápido o un bocadillo de media tarde. Asegúrese de probarlos todos y vea cómo se sienten sus huesos.

# 50 RECETAS DE JUGOS PARA COMBATIR LA OSTEOPOROSIS: HACIENDO LOS HUESOS MÁS FUERTES UN DÍA A LA VEZ A TRAVÉS DE INGREDIENTES DE RÁPIDA ABSORCIÓN EN VEZ DE PÍLDORAS

## 1. Jugo de Palta y Col Rizada

**Ingredientes:**

2 tazas de frambuesas frescas

1 taza de palta, en rodajas

1 taza de col rizada, en trozos

½ taza de agua de coco pura, sin endulzar

1 cucharadita de azúcar de coco

**Preparación:**

Pelar la palta y cortarla por la mitad. Remover el carozo y trozar. Rellenar un vaso medidor y reservar el resto para otro jugo. Dejar a un lado.

Lavar la col rizada y romper con las manos. Dejar a un lado.

Lavar las frambuesas bajo agua fría y dejar a un lado.

Combinar la palta, col rizada y frambuesas en una juguera, y pulsar.

Transferir a un vaso y añadir hielo antes de servir.

**Información nutricional por porción:** Kcal: 351, Proteínas: 17.3g, Carbohidratos: 65.2g, Grasas: 25.4g

## 2.    Jugo de Remolacha y Banana

**Ingredientes:**

2 tazas de remolacha

1 banana pequeña, sin piel

1 taza de arándanos frescos

3 tazas de verdes de remolacha, en trozos

**Preparación:**

Lavar la remolacha y separar los verdes. Trozar y dejar a un lado.

Pelar y trozar la banana. Dejar a un lado.

Lavar los arándanos bajo agua fría. Colar y dejar a un lado.

Procesar la remolacha, verdes de remolacha, banana y arándanos en una juguera.

Transferir a vasos y servir inmediatamente.

**Información nutricional por porción:** Kcal: 242, Proteínas: 9.1g, Carbohidratos: 75.4g, Grasas: 1.4g

## 3.    Jugo de Moras y Naranja

**Ingredientes:**

1 taza de moras frescas

1 naranja grande, sin piel

2 gajos de sandía, sin semillas

½ taza de agua de coco pura, sin endulzar

1 cucharada de miel cruda

**Preparación:**

Lavar las moras bajo agua fría y dejar a un lado.

Pelar la naranja y dividirla en gajos. Dejar a un lado.

Cortar la sandía por la mitad. Cortar dos gajos grandes y pelarlos. Trozar y remover las semillas. Dejar a un lado.

Combinar las moras, naranja y sandía en una juguera, y pulsar.

Transferir a vasos y añadir el agua de coco y miel.

Refrigerar 5 minutos antes de servir.

**Información nutricional por porción:** Kcal: 264, Proteínas: 7.2g, Carbohidratos: 78.6g, Grasas: 1.7g

## 4. Jugo de Menta y Apio

**Ingredientes:**

1 taza de palta, en rodajas

1 cucharada de menta fresca, picada

1 taza de apio, en trozos

1 taza de repollo verde, en trozos

½ taza de agua de coco pura, sin endulzar

**Preparación:**

Pelar la palta y cortarla por la mitad. Remover el carozo y trozar. Dejar a un lado.

Lavar y trozar el apio. Dejar a un lado.

Lavar la menta y repollo bajo agua fría, y romper con las manos. Dejar a un lado.

Procesar la menta, apio, palta y repollo en una juguera, y pulsar.

Transferir a vasos y añadir el agua de coco. Decorar con menta fresca y agregar hielo.

**Información nutricional por porción:** Kcal: 219, Proteínas: 4.8g, Carbohidratos: 20.8g, Grasas: 21.6g

## 5.    Jugo de Limón y Pepino

**Ingredientes:**

1 limón grande, sin piel

4 tazas de pepino

3 manzanas Granny Smith grandes, sin centro

¼ taza de agua

1 cucharada de miel líquida

**Preparación:**

Pelar el limón y cortarlo por la mitad. Dejar a un lado.

Lavar el pepino y cortarlo en rodajas gruesas. Dejar a un lado.

Lavar las manzanas y remover el centro. Trozar y dejar a un lado.

Combinar el limón, pepino y manzanas en una juguera, y pulsar. Transferir a un vaso y añadir el agua y miel líquida.

Decorar con menta fresca.

Agregar algunos cubos de hielo antes de servir.

**Información nutricional por porción:** Kcal: 327, Proteínas: 4.7g, Carbohidratos: 97g, Grasas: 1.5g

## 6. Jugo de Pomelo y Lima

### Ingredientes:

1 pomelo entero, sin piel

1 lima entera, sin piel

2 tazas de cerezas, sin carozo

1 cucharada de menta fresca, en trozos

### Preparación:

Pelar el pomelo y dividirlo en gajos. Dejar a un lado.

Pelar la lima y cortarla por la mitad. Dejar a un lado.

Lavar las cerezas bajo agua fría. Cortar por la mitad y remover los carozos. Dejar a un lado.

Procesar las cerezas, pomelo y lima en una juguera, y pulsar. Transferir a vasos y decorar con menta fresca.

**Información nutricional por porción:** Kcal: 266, Proteínas: 5.3g, Carbohidratos: 79.4g, Grasas: 1g

## 7.    Jugo de Pera y Repollo

**Ingredientes:**

1 pera grande, sin centro

1 taza de repollo verde, en trozos

4 tazas de zapallo calabaza, en rodajas

½ taza de agua de coco pura, sin endulzar

**Preparación:**

Lavar la pera y remover el centro. Trozar y dejar a un lado.

Lavar el repollo y trozarlo. Dejar a un lado.

Lavar el zapallo calabaza y cortarlo por la mitad. Remover las semillas, trozar y dejar a un lado. Reservar el resto.

Combinar la pera, repollo verde y zapallo calabaza en una juguera, y pulsar.

Transferir a vasos y añadir el agua de coco.

Agregar hielo y servir inmediatamente.

**Información nutricional por porción:** Kcal: 192, Proteínas: 7g, Carbohidratos: 59.9g, Grasas: 1.7g

## 8.    Jugo de Coco y Bayas

**Ingredientes:**

1 taza de arándanos

1 taza de frutillas

1 taza de arándanos agrios

1 taza de frambuesas

1 taza de moras

1 manzana Granny Smith pequeña

¼ taza de agua

1 cucharadita de azúcar de coco pura

2 onzas de agua

**Preparación:**

Combinar las bayas en un colador y lavar bajo agua fría. Cortar las frutillas por la mitad y dejar a un lado.

Remojar las bayas en agua por 5 minutos. Colar y dejar a un lado.

Lavar la manzana y remover el centro. Trozar y dejar a un lado.

Procesar las bayas y manzana en una juguera. Transferir a vasos y añadir el azúcar de coco y agua.

Agregar hielo y servir.

**Información nutricional por porción:** Kcal: 210, Proteínas: 5.7g, Carbohidratos: 82g, Grasas: 2.4g

## 9.    Jugo de Kiwi y Col Rizada

**Ingredientes:**

4 kiwis, sin piel

2 tazas de col rizada, en trozos

1 taza de mango, en trozos

1 cucharada de menta fresca, picada

**Preparación:**

Pelar los kiwis y cortarlos por la mitad. Dejar a un lado.

Lavar la col rizada y romper con las manos. Dejar a un lado.

Lavar y trozar el mango. Dejar a un lado.

Combinar los kiwis, col rizada y mango en una juguera, y pulsar.

Transferir a vasos y añadir algunos cubos de hielo. Decorar con menta y servir inmediatamente.

**Información nutricional por porción:** Kcal: 272, Proteínas: 10.3g, Carbohidratos: 77g, Grasas: 3.3g

## 10.   Jugo de Pepino y Jengibre

**Ingredientes:**

1 pepino grande

1 nudo de jengibre, 1 pulgada

1 taza de batatas, en cubos

1 taza de espinaca, en trozos

**Preparación:**

Lavar el pepino y cortarlo en rodajas gruesas. Dejar a un lado.

Pelar el nudo de jengibre y dejar a un lado.

Pelar las batatas y cortarlas en cubos pequeños. Rellenar un vaso medidor y reservar el resto para otro jugo. Dejar a un lado.

Lavar la espinaca bajo agua fría y romper con las manos. Dejar a un lado.

Combinar el pepino, jengibre, batatas y espinaca en una juguera, y pulsar.

Transferir a vasos y añadir el agua. Refrigerar 5 minutos antes de servir.

**Información nutricional por porción:** Kcal: 190, Proteínas: 13.8g, Carbohidratos: 51.1g, Grasas: 1.7g

## 11.  Jugo de Frutilla y Manzana

**Ingredientes:**

1 taza de frutillas

1 manzana verde grande, sin centro

3 duraznos grandes, sin carozo

¼ cucharadita de jengibre, molido

**Preparación:**

Lavar las frutillas y cortar por la mitad. Dejar a un lado.

Lavar la manzana y remover el centro. Trozar y dejar a un lado.

Lavar los duraznos y cortarlos por la mitad. Remover los carozos y dejar a un lado.

Combinar las frutillas, manzana y duraznos en una juguera, y pulsar. Transferir a vasos y añadir el jengibre.

Refrigerar 10 minutos antes de servir.

**Información nutricional por porción:** Kcal: 64, Proteínas: 1.2g, Carbohidratos: 18.3g, Grasas: 0.1g

## 12.    Jugo de Berro y Lima

**Ingredientes:**

1 taza de berro, en trozos

1 lima entera, sin piel

1 taza de sandía, en cubos

1 rodaja de jengibre

1 taza de arándanos

**Preparación:**

Lavar y trozar el berro. Dejar a un lado.

Pelar la lima y cortarla por la mitad. Dejar a un lado.

Cortar la sandía por la mitad. Para una taza, necesitará 1 gajo grande. Pelarlo y trozarlo. Remover las semillas y dejar a un lado. Reservar el resto.

Pelar la rodaja de jengibre y dejar a un lado.

Lavar los arándanos bajo agua fría y dejar a un lado.

Procesar el berro, lima, sandía, jengibre y arándanos en una juguera.

Transferir a un vaso y agregar hielo.

Servir inmediatamente.


**Información nutricional por porción:** Kcal: 129, Proteínas: 3g, Carbohidratos: 37.4g, Grasas: 0.8g

## 13.    Jugo de Moras y Uvas

**Ingredientes:**

1 taza de moras frescas

1 taza de uvas negras

1 taza de frutillas frescas

1 manzana verde mediana, sin centro

2 onzas de agua de coco

**Preparación:**

Combinar las moras y frutillas en un colador. Lavar bajo agua fría y dejar a un lado.

Lavar las uvas y dejar a un lado.

Lavar la manzana y remover el centro. Trozar y dejar a un lado.

Procesar las moras, uvas, frutillas y manzana en una juguera. Transferir a vasos y añadir el agua de coco.

Agregar algunos cubos de hielo antes de servir.

**Información nutricional por porción:** Kcal: 201, Proteínas: 4.3g, Carbohidratos: 63.4g, Grasas: 1.7g

## 14.    Jugo de Zanahoria y Manzana

**Ingredientes:**

2 zanahorias grandes

1 manzana Granny Smith grande

2 tazas de calabaza, sin semillas

1 rodaja de jengibre pequeña

**Preparación:**

Lavar las zanahorias y cortarlas en rodajas gruesas. Dejar a un lado.

Lavar la manzana y remover el centro. Trozar y dejar a un lado.

Pelar la calabaza y remover las semillas. Cortar en cubos pequeños y rellenar un vaso medidor. Reservar el resto de la calabaza en la nevera.

Pelar la rodaja de jengibre y dejar a un lado.

Procesar las zanahorias, manzana, calabaza y jengibre en una juguera.

Transferir a vasos y refrigerar antes de servir.

**Información nutricional por porción:** Kcal: 246, Proteínas: 5.1g, Carbohidratos: 75g, Grasas: 1.1g

## 15.    Jugo de Ajo y Espárragos

### Ingredientes:

2 calabacines medianos, sin piel y en trozos

1 diente de ajo, sin piel

6 tallos de espárragos, recortados

3 tomates roma, en trozos

4 zanahorias grandes

¼ cucharadita de sal

### Preparación:

Pelar el diente de ajo y dejar a un lado.

Lavar los espárragos y remover las puntas. Trozar y dejar a un lado.

Pelar el calabacín y remover las semillas. Trozar y dejar a un lado.

Lavar los tomates y cortarlos en cuartos. Reservar el jugo. Dejar a un lado.

Lavar las zanahorias y trozarlas. Dejar a un lado.

Combinar el ajo, espárragos, tomates, calabacín y zanahorias en una juguera, y pulsar.

Transferir a vasos y añadir un poco de agua para ajustar el espesor.

Servir inmediatamente.

**Información nutricional por porción:** Kcal: 92, Proteínas: 5.4g, Carbohidratos: 27.3g, Grasas: 0.9g

## 16.  Jugo de Brócoli y Verdes de Mostaza

### Ingredientes:

1 taza de brócoli fresco

1 taza de verdes de mostaza, en trozos

2 alcachofas grandes, sin piel y en trozos

1 taza de albahaca fresca, en trozos

1 pepino grande

3-4 hojas de espinaca, en trozos

¼ cucharadita de Pimienta cayena, molida

### Preparación:

Lavar el brócoli y trozarlo. Dejar a un lado.

Combinar los verdes de mostaza, albahaca y espinaca en un colador. Lavar bajo agua fría y romper con las manos. Dejar a un lado.

Recortar las hojas externas de la alcachofa. Trozar y dejar a un lado.

Lavar el pepino y cortarlo en rodajas gruesas. Dejar a un lado.

Procesar el brócoli, verdes de mostaza, alcachofa, albahaca, espinaca y pepino en una juguera.

Transferir a un vaso y añadir la pimienta cayena. Puede agregar un poco de sal.

Refrigerar 5 minutos antes de servir.

**Información nutricional por porción:** Kcal: 157, Proteínas: 18.3g, Carbohidratos: 55.4g, Grasas: 1.6g

## 17. Jugo de Damasco y Verdes de Ensalada

**Ingredientes:**

1 damasco entero, sin centro

1 taza de verdes de ensalada, en trozos

2 manzana Dorada Deliciosa pequeñas, sin piel ni centro

¼ taza de agua de coco pura, sin endulzar

1 hoja de albahaca

**Preparación:**

Lavar el damasco y cortarlo por la mitad. Remover el carozo y trozar. Dejar a un lado.

Lavar los verdes de ensalada y romper con las manos. Dejar a un lado.

Lavar y pelar las manzanas. Remover el centro y trozar. Dejar a un lado.

Procesar los damascos, verdes de ensalada y manzana en una juguera. Pulsar, transferir a un vaso y añadir el agua a coco.

Decorar con una hoja de albahaca y agregar hielo antes de servir.

**Información nutricional por porción:** Kcal: 144, Proteínas: 2.3g, Carbohidratos: 44.9g, Grasas: 0.9g

## 18. Jugo de Menta y Manzana

**Ingredientes:**

1 taza de menta fresca, en trozos

2 manzanas rojas medianas, sin centro

1 taza de frutillas frescas

1 gajo grande de melón dulce

2 onzas de agua de coco

**Preparación:**

Lavar la menta y romper con las manos. Dejar a un lado.

Lavar las manzanas y remover el centro. Trozar y dejar a un lado.

Lavar las frutillas bajo agua fría, y trozar. Dejar a un lado.

Cortar el melón por la mitad. Remover las semillas. Cortar un gajo grande y pelarlo. Trozar y poner en un tazón. Reservar el resto en la nevera.

Procesar la menta, manzanas, frutillas y melón en una juguera.

Transferir a vasos y añadir el agua de coco.

Agregar cubos de hielo y servir inmediatamente.

**Información nutricional por porción:** Kcal: 293, Proteínas: 4.5g, Carbohidratos: 84g, Grasas: 1.6g

## 19.    Jugo de Pepino y Cantalupo

**Ingredientes:**

1 pepino grande, en rodajas

1 taza de cantalupo, sin piel y en cubos

1 mango grande, en trozos

2 cucharadas de menta fresca

**Preparación:**

Lavar el pepino y cortarlo en rodajas gruesas. Dejar a un lado.

Cortar el cantalupo por la mitad. Remover las semillas y pulpa. Cortar dos gajos y pelarlos. Trozar y dejar a un lado. Reservar el resto en la nevera.

Lavar el mango y trozarlo. Dejar a un lado.

Procesar el pepino, cantalupo y mango en una juguera.

Transferir a vasos y agregar algunos cubos de hielo antes de servir.

Decorar con hojas de menta.

**Información nutricional por porción:** Kcal: 268, Proteínas: 6.1g, Carbohidratos: 74.4g, Grasas: 1.9g

## 20.    Jugo de Repollo y Pepino

**Ingredientes:**

1 taza de repollo morado, en trozos

1 pepino entero

5 ciruelas grandes, sin carozo y por la mitad

1 limón grande, sin piel

1 taza de remolacha, recortada

2 onzas de agua

**Preparación:**

Lavar el repollo bajo agua fría. Colar y romper con las manos.

Lavar el pepino y cortarlo en rodajas gruesas. Dejar a un lado.

Lavar las ciruelas y cortarlas por la mitad. Remover los carozos y cortar en cuartos. Dejar a un lado.

Pelar el limón y cortarlo por la mitad. Dejar a un lado.

Lavar la remolacha y recortar las partes verdes. Trozar y dejar a un lado.

Procesar el repollo, pepino, ciruelas, limón y remolacha en una juguera.

Transferir a un vaso y añadir hielo antes de servir.

**Información nutricional por porción:** Kcal: 243, Proteínas: 8.3g, Carbohidratos: 73.6g, Grasas: 1.7g

## 21.   Jugo de Apio y Puerro

**Ingredientes:**

1 taza de apio fresco

3 puerros grandes

2 tazas de verdes de remolacha, recortada

1 rodaja de cebolla amarilla pequeña

1 taza de col rizada fresca

1 pepino grande

1 nudo de jengibre, en rodajas

½ cucharadita de Sal Himalaya

**Preparación:**

Lavar el apio y puerro. Trozar y dejar a un lado.

Lavar los verdes de remolacha y col rizada, y romper con las manos. Dejar a un lado.

Pelar la cebolla y cortarla por la mitad. Cortar una rodaja y reservar el resto para otro jugo.

Lavar el pepino y cortarlo en rodajas gruesas. Dejar a un lado.

Pelar el jengibre y dejar a un lado.

Procesar el apio, puerro, verdes de remolacha, col rizada, cebolla, pepino y jengibre en una juguera.

Transferir a vasos y añadir la sal.

Refrigerar 10 minutos antes de servir.

**Información nutricional por porción:** Kcal: 230, Proteínas: 11.5g, Carbohidratos: 63.2g, Grasas: 2.1g

## 22.    Jugo de Ananá y Cereza

### Ingredientes:

1 manzana Granny Smith grande, sin centro

1 taza de trozos de ananá

1 taza de cerezas, sin carozo

2 kiwis grandes, sin piel

### Preparación:

Cortar la parte superior del ananá y pelarlo. Trozar, y reservar el resto en la nevera.

Lavar las cerezas bajo agua fría. Colar y remover los carozos. Dejar a un lado.

Lavar la manzana y remover el centro. Trozar y dejar a un lado.

Pelar los kiwis y cortarlos por la mitad. Dejar a un lado.

Combinar el ananá, cerezas, manzana y kiwis en una juguera, y pulsar.

Transferir a vasos y servir inmediatamente.

**Información nutricional por porción:** Kcal: 287, Proteínas: 4.2g, Carbohidratos: 84.5g, Grasas: 1.2g

## 23.    Jugo de Calabacín y Batata

**Ingredientes:**

1 calabacín grande, sin semillas

1 taza de batatas, en trozos

1 taza de chirivías, en trozos

1 rodaja de jengibre, 1 pulgada

2 onzas de agua

**Preparación:**

Pelar el calabacín y cortarlo por la mitad. Remover las semillas, trozar y dejar a un lado.

Pelar la batata y trozarla. Rellenar un vaso medidor y reservar el resto. Dejar a un lado.

Lavar las chirivías y recortar las partes verdes. Cortar en rodajas gruesas y rellenar un vaso medidor. Reservar el resto.

Pelar la raíz de jengibre y dejar a un lado.

Procesar el calabacín, batata, chirivías y jengibre en una juguera.

Transferir a vasos y añadir el agua.

Refrigerar 5 minutos antes de servir.

**Información nutricional por porción:** Kcal: 216, Proteínas: 7.6g, Carbohidratos: 61.1g, Grasas: 1.5g

## 24. Jugo de Lechuga y Calabaza

**Ingredientes:**

1 taza de Lechuga romana, en trozos

1 taza de lechuga de hoja roja, en trozos

1 taza de calabaza, en cubos

1 taza de apio, en trozos

1 taza de verdes de mostaza, en trozos

1 taza de Brotes de Bruselas, por la mitad

1 limón grande, sin piel

1 pepino grande

**Preparación:**

Combinar los verdes de mostaza, lechuga romana y lechuga roja en un colador, y lavar bajo agua fría. Colar y romper con las manos. Dejar a un lado.

Pelar la calabaza y remover las semillas. Cortar en cubos y reservar el resto en la envera.

Lavar y trozar el apio. Dejar a un lado.

Lavar los brotes de Bruselas y recortas las hojas externas. Cortar por la mitad y dejar a un lado.

Pelar el limón y cortarlo por la mitad. Dejar a un lado.

Lavar el pepino y cortarlo en rodajas gruesas. Dejar a un lado.

Procesar el apio, verdes de mostaza, lechuga romana, lechuga de hoja roja, calabaza, brotes de Bruselas, limón y pepino en una juguera.

Transferir a un vaso y añadir hielo antes de servir.

**Información nutricional por porción:** Kcal: 152, Proteínas: 10.2g, Carbohidratos: 48.4g, Grasas: 1.5g

## 25.    Jugo de Lima y Apio

### Ingredientes:

1 lima grande, sin piel

5 tallos de apio pequeños

¼ taza de menta fresca

¼ taza de espinaca fresca

3 onzas de agua de coco

### Preparación:

Pelar la lima y cortarla en cuartos. Dejar a un lado.

Lavar y trozar los tallos de apio. Dejar a un lado.

Lavar la espinaca y menta en un colador. Trozar y poner en un tazón mediano. Agregar agua tibia y dejar reposar 5 minutos.

Combinar la lima, apio, menta y espinaca en una juguera, y pulsar.

Transferir a vasos y añadir el agua de coco.

Refrigerar 5 minutos y servir.

**Información nutricional por porción:** Kcal: 45, Proteínas: 2.2g, Carbohidratos: 16.8g, Grasas: 1.6g

## 26.    Jugo de Pimiento y Manzana

### Ingredientes:

1 pimiento rojo grande sin semillas

1 manzana roja grande, sin centro

5 rábanos grandes, recortados

1 taza de lechuga de hoja roja

1 limón grande, sin piel

1 taza de berro

½ cucharadita de Sal Himalaya

### Preparación:

Lavar el pimiento y cortarlo por la mitad. Remover las semillas y trozar. Dejar a un lado.

Lavar la manzana y remover el centro. Trozar y dejar a un lado.

Lavar los rábanos y recortar las partes verdes. Cortar por la mitad y dejar a un lado.

Combinar la lechuga roja y berro en un colador, y lavar bajo agua fría. Romper con las manos y dejar a un lado.

Pelar el limón y cortarlo por la mitad. Dejar a un lado.

Procesar el pimiento, manzana, rábanos, lechuga roja, berro y limón en una juguera.

Transferir a vasos y añadir la sal Himalaya.

Agregar algunos cubos de hielo antes de servir.

**Información nutricional por porción:** Kcal: 352, Proteínas: 7.6g, Carbohidratos: 41.6g, Grasas: 30.3g

## 27.    Jugo de Sandía y Naranja

### Ingredientes:

2 tazas de sandía, sin semillas

1 naranja grande, sin piel

1 taza de albahaca fresca, en trozos

1 taza de Lechuga romana, en trozos

¼ cucharadita de pimiento jalapeño, molido

### Preparación:

Cortar la sandía por la mitad. Para dos tazas, necesitará dos gajos grandes. Pelarlos y trozarlos. Remover las semillas y dejar a un lado. Reservar el resto en la nevera.

Pelar la naranja y dividirla en gajos. Dejar a un lado.

Combinar la lechuga y albahaca en un colador, y lavar bajo agua fría. Colar y trozar. Dejar a un lado.

Procesar la sandía, naranja, lechuga y albahaca en una juguera. Pulsar, transferir a un vaso y añadir el pimiento jalapeño.

Refrigerar 5 minutos antes de servir.

**Información nutricional por porción:** Kcal: 165, Proteínas: 4.9g, Carbohidratos: 46.7g, Grasas: 1g

## 28.     Jugo de Manzana y Pepino

**Ingredientes:**

1 manzana mediana, sin centro

1 pepino grande, en rodajas

1 taza de calabaza amarilla, en cubos

1 nudo de jengibre, en rodajas

2 zanahorias grandes

¼ cucharadita de canela, molida

**Preparación:**

Lavar la manzana y remover el centro. Trozar y dejar a un lado.

Lavar el pepino y zanahorias, y cortarlos en rodajas gruesas. Dejar a un lado.

Pelar la calabaza y cortarla por la mitad. Remover las semillas, cortar un gajo grande y pelarlo. Trozar y dejar a un lado. Reservar el resto.

Pelar el nudo de jengibre y trozarlo. Dejar a un lado.

Procesar la calabaza, jengibre, manzana y pepino en una juguera.

Transferir a vasos y añadir la canela.

Agregar hielo y servir inmediatamente.

**Información nutricional por porción:** Kcal: 194, Proteínas: 5.3g, Carbohidratos: 56.1g, Grasas: 1.4g

## 29.    Jugo de Col Rizada y Lechuga

**Ingredientes:**

1 taza de col rizada, en trozos

1 taza de Lechuga romana, en trozos

1 taza de verdes de nabo, en trozos

1 taza de coliflor, en trozos

1 pepino grande, en rodajas

**Preparación:**

Combinar la col rizada, verdes de nabo y lechuga romana en un colador, y lavar bajo agua fría. Colar y trozar. Dejar a un lado.

Recortar las hojas externas de la coliflor. Lavar y trozar. Rellenar un vaso medidor y reservar el resto. Dejar a un lado.

Lavar el pepino y cortarlo en rodajas gruesas. Dejar a un lado.

Combinar la col rizada, lechuga romana, verdes de nabo, coliflor y pepino en una juguera, y pulsar.

Transferir a un vaso y añadir hielo antes de servir.


**Información nutricional por porción:** Kcal: 96, Proteínas: 8.3g, Carbohidratos: 27.6g, Grasas: 1.6g

## 30.    Jugo de Hinojo y Pimiento

**Ingredientes:**

1 bulbo de hinojo grande

1 pimiento grande, sin semillas

1 manzana amarilla grande, sin centro

1 taza de col rizada fresca, en trozos

1 taza de verdes de mostaza

**Preparación:**

Lavar el bulbo de hinojo y recortar las capas marchitas. Trozar y dejar a un lado.

Lavar el pimiento y cortarlo por la mitad. Remover las semillas y trozar. Dejar a un lado.

Lavar la manzana y remover el centro. Trozar y dejar a un lado.

Combinar la col rizada y verdes de mostaza en un colador. Lavar bajo agua fría y romper con las manos. Dejar a un lado.

Procesar el hinojo, pimiento, manzana, col rizada y verdes de mostaza en una juguera.

Transferir a vasos y refrigerar 5 minutos antes de servir.

**Información nutricional por porción:** Kcal: 199, Proteínas: 9.4g, Carbohidratos: 62.4g, Grasas: 1.9g

## 31.    Jugo de Zanahoria y Lima

**Ingredientes:**

2 zanahorias grandes, en rodajas

1 lima grande, sin piel

1 taza de trozos de ananá

1 manzana Granny Smith grande, sin centro

¼ cucharadita de pimienta roja, molida

**Preparación:**

Lavar las zanahorias y cortarlas en rodajas gruesas. Dejar a un lado.

Pelar la lima y cortarla por la mitad. Dejar a un lado.

Cortar la parte superior del ananá y pelarlo. Trozar, y reservar el resto en la nevera.

Lavar la manzana y remover el centro. Trozar y dejar a un lado.

Combinar las zanahorias, lima, ananá y manzana en una juguera, y pulsar.

Transferir a vasos y añadir la pimienta roja. Agregar agua para ajustar el espesor.

Refrigerar 5 minutos antes de servir.


**Información nutricional por porción:** Kcal: 224, Proteínas: 3.3g, Carbohidratos: 67.1g, Grasas: 1.1g

## 32.    Jugo de Limón y Zanahoria

**Ingredientes:**

1 limón grande, sin piel

1 zanahoria grande, en rodajas

1 taza de damascos, sin carozo y por la mitad

1 manzana verde mediana, sin centro

1 cucharada de miel líquida

2 onzas de agua

**Preparación:**

Pelar el limón y cortarlo por la mitad. Dejar a un lado.

Lavar la zanahoria y cortarla en rodajas gruesas. Dejar a un lado.

Lavar los damascos y cortarlos por la mitad. Remover los carozos y rellenar un vaso medidor. Reservar el resto. Dejar a un lado.

Lavar la manzana y remover el centro. Trozar y dejar a un lado.

Combinar el limón, zanahoria, damascos y manzana en una juguera, y pulsar.

Transferir a vasos y añadir la miel líquida y agua.

Refrigerar 10 minutos antes de servir.

**Información nutricional por porción:** Kcal: 243, Proteínas: 4.2g, Carbohidratos: 69.3g, Grasas: 1.3g

## 33.    Jugo de Pepino y Apio

**Ingredientes:**

1 pepino grande

4-5 tallos de apio medianos

2 naranjas grandes, sin piel

1 taza de Acelga, en trozos

1 limón pequeño, sin piel

Un puñado de perejil, en trozos

**Preparación:**

Lavar el pepino y cortarlo en rodajas gruesas. Dejar a un lado.

Lavar y trozar los tallos de apio. Dejar a un lado.

Pelar las naranjas y dividirlas en gajos. Dejar a un lado.

Combinar la acelga y perejil en un colador, y lavar bajo agua fría. Colar y romper con las manos. Dejar a un lado.

Pelar el limón y cortarlo por la mitad. Dejar a un lado.

Procesar el pepino, apio, naranjas, acelga, perejil y limón en una juguera.

Transferir a vasos y refrigerar 10 minutos antes de servir.

**Información nutricional por porción:** Kcal: 214, Proteínas: 8.4g, Carbohidratos: 67.6g, Grasas: 1.5g

## 34. Jugo de Pera y Brócoli

**Ingredientes:**

1 pera grande, sin centro

1 taza de brócoli fresco, en trozos

1 calabacín mediano

1 bulbo de hinojo grande

1 rodaja de jengibre pequeña

**Preparación:**

Lavar la pera y remover el centro. Trozar y dejar a un lado.

Lavar el brócoli y trozarlo. Dejar a un lado.

Pelar el calabacín y cortarlo por la mitad. Remover las semillas, trozar y dejar a un lado.

Recortar las hojas externas de la alcachofa. Trozar y dejar a un lado.

Pelar la raíz de jengibre y dejar a un lado.

Procesar la pera, brócoli, calabacín, hinojo y jengibre en una juguera.

Transferir a un vaso y añadir hielo antes de servir.

**Información nutricional por porción:** Kcal: 195, Proteínas: 8.7g, Carbohidratos: 64.5g, Grasas: 1.8g

## 35.    Jugo de Zanahoria y Limón

**Ingredientes:**

3 zanahorias grandes

1 limón grande, sin piel

2 remolacha grande, recortada

1 manzana verde mediana, sin centro

3-4 tallos de apio grandes

¼ cucharadita de jengibre, molido

Un puñado de col rizada fresca, en trozos

**Preparación:**

Lavar las zanahorias y cortarlas en rodajas gruesas. Dejar a un lado.

Pelar el limón y cortarlo por la mitad. Dejar a un lado.

Lavar la remolacha y recortar las partes verdes. Trozar y dejar a un lado.

Lavar la manzana y remover el centro. Trozar y dejar a un lado.

Lavar y trozar los tallos de apio. Dejar a un lado.

Lavar la col rizada y romper con las manos. Dejar a un lado.

Procesar las zanahorias, limón, remolacha, manzana, apio y col rizada en una juguera.

Transferir a un vaso y añadir el jengibre. Agregar hielo y servir inmediatamente.

**Información nutricional por porción:** Kcal: 136, Proteínas: 6.1g, Carbohidratos: 39g, Grasas: 1.2g

## 36.    Jugo de Frambuesa y Manzana

**Ingredientes:**

1 taza de frambuesas

1 manzana mediana, sin centro

1 pomelo grande, sin piel

1 zanahoria grande

1 rodaja de jengibre pequeña, 1 pulgada

1 onza de agua

**Preparación:**

Poner las frambuesas en un colador y lavar bajo agua fría. Colar y dejar a un lado.

Lavar la manzana y remover el centro. Trozar y dejar a un lado.

Pelar el pomelo y dividirlo en gajos. Dejar a un lado.

Lavar la zanahoria y cortar en rodajas gruesas. Dejar a un lado.

Pelar la raíz de jengibre y dejar a un lado.

Procesar las frambuesas, manzana, zanahoria, pomelo y jengibre en una juguera.

Transferir a vasos y añadir el agua. Agregar algunos cubos de hielo y refrigerar antes de servir.

**Información nutricional por porción:** Kcal: 239, Proteínas: 4.9g, Carbohidratos: 76.2g, Grasas: 1.7g

## 37.    Jugo de Remolacha y Col Rizada

### Ingredientes:

1 remolacha grande, recortada

1 taza de col rizada morada, en trozos

1 taza de lechuga de hoja roja, en trozos

2 zanahorias grandes, en rodajas

1 limón grande, sin piel

¼ cucharadita de jengibre, molido

### Preparación:

Combinar la lechuga roja y col rizada en un colador. Lavar bajo agua fría y colar. Romper con las manos y dejar a un lado.

Lavar la remolacha y recortar las partes verdes. Trozar y dejar a un lado.

Lavar las zanahorias y cortarlas en rodajas gruesas. Dejar a un lado.

Pelar el limón y cortarlo por la mitad. Dejar a un lado.

Combinar la remolacha, col rizada, lechuga, zanahorias y limón en una juguera, y pulsar.

Transferir a un vaso y añadir hielo antes de servir.

**Información nutricional por porción:** Kcal: 135, Proteínas: 7.9g, Carbohidratos: 41.7g, Grasas: 1.5g

## 38.  Jugo de Espárragos y Apio

**Ingredientes:**

1 taza de espárragos, recortados

1 taza de apio fresco

1 taza de frijoles verdes

1 pepino grande

1 taza de Lechuga romana

1 manzana grande, sin centro

1 onza de agua

**Preparación:**

Lavar los espárragos y recortar las puntas. Trozar y dejar a un lado.

Lavar el apio y trozarlo. Dejar a un lado.

Lavar los frijoles verdes y cortar en trozos de 1 pulgada. Dejar a un lado.

Lavar el pepino y cortarlo en rodajas gruesas. Dejar a un lado.

Lavar la lechuga bajo agua fría. Colar y romper con las manos. Dejar a un lado.

Lavar la manzana y remover el centro. Trozar y dejar a un lado.

Procesar los espárragos, apio, frijoles verdes, pepino, lechuga y manzana en una juguera. Transferir a vasos y añadir agua.

Agregar hielo y servir.

**Información nutricional por porción:** Kcal: 185, Proteínas: 8.1g, Carbohidratos: 52.5g, Grasas: 1.3g

## 39.    Jugo de Arándanos y Manzana

**Ingredientes:**

1 taza de arándanos

1 manzana mediana, sin centro

1 taza de remolacha, recortada

2 zanahorias pequeñas, en rodajas

1 limón grande, sin piel

2 onzas de agua de coco

Algunas hojas de menta

**Preparación:**

Lavar los arándanos bajo agua fría. Colar y dejar a un lado.

Lavar la manzana y remover el centro. Trozar y dejar a un lado.

Lavar la remolacha y recortar las partes verdes. Trozar y dejar a un lado.

Lavar las zanahorias y cortarlas en rodajas gruesas. Dejar a un lado.

Pelar el limón y cortarlo por la mitad. Dejar a un lado.

Procesar los arándanos, manzana, remolacha, zanahorias y limón en una juguera.

Transferir a vasos y añadir el agua de coco. Decorar con menta y refrigerar antes de servir.

**Información nutricional por porción:** Kcal: 240, Proteínas: 5.6g, Carbohidratos: 74.1g, Grasas: 1.5g

## 40.    Jugo de Pepino y Frutilla

**Ingredientes:**

1 pepino grande, en rodajas

1 taza de frutillas frescas, en trozos

2 kiwis enteros, sin piel

1 lima pequeña, sin piel

2 cucharadas de menta fresca

**Preparación:**

Lavar el pepino y trozarlo.

Lavar las frutillas y cortar por la mitad. Dejar a un lado.

Pelar los kiwis y cortarlos por la mitad. Dejar a un lado.

Pelar la lima y cortarla en cuartos. Dejar a un lado.

Lavar las hojas de menta y remojar en agua 5 minutos.

Combinar el pepino, frutillas, kiwi, lima y menta en una juguera. Pulsar.

Transferir a vasos y refrigerar 5 minutos antes de servir.

**Información nutricional por porción:** Kcal: 91, Proteínas: 3.1g, Carbohidratos: 29.9g, Grasas: 0.9g

## 41.    Jugo de Limón y Lima

**Ingredientes:**

1 limón grande, sin piel

1 lima grande, sin piel

1 pepino grande

1 naranja grande, sin piel

1 cucharada de semillas de chía

2 onzas de agua

**Preparación:**

Pelar el limón y lima, y cortarlos por la mitad. Dejar a un lado.

Lavar el pepino y cortarlo en rodajas gruesas. Dejar a un lado.

Pelar la naranja y dividirla en gajos. Dejar a un lado.

Combinar el limón, lima, pepino y naranja en una juguera, y pulsar. Transferir a un vaso y añadir semillas de chía.

Agregar algunos cubos de hielo y refrigerar 5 minutos antes de servir.

Añadir el agua y servir.

**Información nutricional por porción:** Kcal: 186, Proteínas: 6.2g, Carbohidratos: 41.4g, Grasas: 5g

## 42.    Jugo de Limón y Pimiento

**Ingredientes:**

1 limón grande, sin piel

1 pimiento grande, sin semillas

1 manzana roja grande, sin centro

3 cucharadas de semillas de chía

**Preparación:**

Pelar el limón y cortarlo en cuartos. Dejar a un lado.

Lavar el pimiento y cortarlo por la mitad. Remover las semillas y trozar.

Lavar la manzana y remover el centro. Trozar y dejar a un lado.

Combinar el limón, pimiento y manzana en una juguera, y pulsar.

Transferir a un vaso y añadir las semillas de chía. Agregar agua para ajustar el espesor.

Revolver bien y refrigerar 10 minutos antes de servir.

**Información nutricional por porción:** Kcal: 135, Proteínas: 4.2g, Carbohidratos: 31.3g, Grasas: 6.2g

## 43.    Jugo de Ananá y Pepino

### Ingredientes:

1 taza de trozos de ananá

1 pepino grande, en rodajas

1 pomelo grande, sin piel

1 manzana pequeña, sin centro

1 rodaja de jengibre pequeña, picada

1 limón grande, sin piel

### Preparación:

Cortar la parte superior del ananá y pelarlo. Trozar, y reservar el resto en la nevera.

Pelar el pomelo y dividirlo en gajos. Dejar a un lado.

Lavar el pepino y cortarlo en rodajas gruesas. Dejar a un lado.

Lavar la manzana y remover el centro. Trozar y dejar a un lado.

Perlar la rodaja de jengibre y dejar a un lado.

Pelar el limón y cortarlo por la mitad. Dejar a un lado.

Procesar el ananá, pepino, pomelo, manzana, jengibre y limón en una juguera.

Transferir a vasos y refrigerar 10 minutos antes de servir.

**Información nutricional por porción:** Kcal: 280, Proteínas: 6.1g, Carbohidratos: 84.2g, Grasas: 1.3g

## 44.    Jugo de Zanahoria y Lima

**Ingredientes:**

2 zanahorias grandes

1 lima grande, sin piel

1 papaya grande, sin semillas ni piel

2 onzas de agua de coco

**Preparación:**

Lavar las zanahorias y cortarlas en rodajas gruesas. Dejar a un lado.

Pelar la lima y cortarla por la mitad. Dejar a un lado.

Pelar la papaya y cortarla por la mitad. Remover las semillas negras y pulpa. Trozar y dejar a un lado.

Combinar las zanahorias, lima y papaya en una juguera, y pulsar.

Transferir a vasos y añadir el agua de coco.

Agregar algunos cubos de hielo o refrigerar antes de servir.

**Información nutricional por porción:** Kcal: 347, Proteínas: 5.2g, Carbohidratos: 119g, Grasas: 2.4g

## 45.  Jugo de Cantalupo y Rábano

**Ingredientes:**

1 taza de cantalupo, en cubos

2 rábanos medianos, recortados

2 naranjas grandes, sin piel

1 nudo de jengibre, 1 pulgada

1 cucharada de miel líquida

2 onzas de agua

**Preparación:**

Cortar el cantalupo por la mitad. Remover las semillas y pulpa. Cortar un gajo grande y pelarlo. Trozar y dejar a un lado. Reservar el resto en la nevera.

Lavar los rábanos y recortar las partes verdes. Trozar y dejar a un lado.

Pelar las naranjas y dividirlas en gajos. Dejar a un lado.

Pelar el nudo de jengibre y dejar a un lado.

Procesar las naranjas, cantalupo, rábanos y jengibre en una juguera. Transferir a vasos y añadir la miel y agua.

Agregar algunos cubos de hielo o refrigerar 5 minutos antes de servir.

**Información nutricional por porción:** Kcal: 250, Proteínas: 4.9g, Carbohidratos: 74.3g, Grasas: 0.8g

## 46.    Jugo de Espárragos y Col Rizada

**Ingredientes:**

1 taza de espárragos frescos, recortados

1 taza de col rizada fresca, en trozos

1 cabeza de alcachofa grande

1 tomate roma grande, en trozos

3 cucharadas de perejil fresco, en trozos

**Preparación:**

Lavar los espárragos y recortar las puntas. Trozar y dejar a un lado.

Lavar la col rizada y perejil, y romper con las manos. Dejar a un lado.

Recortar las hojas externas de la alcachofa. Trozar y dejar a un lado.

Lavar el tomate y ponerlo en un tazón. Trozar y reservar el jugo.

Procesar los espárragos, col rizada, alcachofa, tomate y perejil en una juguera. Agregar el jugo de tomate reservado.

Transferir a un vaso y refrigerar 10 minutos.

**Información nutricional por porción:** Kcal: 107, Proteínas: 13.1g, Carbohidratos: 35.9g, Grasas: 1.5g

## 47.   Jugo de Manzana y Mandarina

**Ingredientes:**

1 manzana verde grande, sin centro

4 mandarinas, sin piel

1 hinojo grande

½ taza de col rizada fresca

**Preparación:**

Lavar y remover el centro de la manzana. Trozar y dejar a un lado.

Pelar las mandarinas y dividirlas en gajos. Dejar a un lado.

Recortar los tallos de hinojo y capas marchitas. Trozar y dejar a un lado.

Lavar la col rizada y trozarla. Dejar a un lado.

Combinar la manzana, mandarina, hinojo y col rizada en una juguera. Pulsar. Transferir a un vaso y añadir hielo.

Servir inmediatamente.

**Información nutricional por porción:** Kcal: 121, Proteínas: 4.3g, Carbohidratos: 31.3g, Grasas: 1.3g

## 48.    Jugo de Palta y Pepino

### Ingredientes:

1 cabeza de alcachofa grande

1 taza de palta, en cubos

1 pepino grande

1 taza de albahaca fresca

1 taza de repollo verde

1 cucharada de miel líquida

### Preparación:

Pelar la palta y cortarla por la mitad. Remover el carozo y cortar en cubos. Reservar el resto para otro jugo. Dejar a un lado.

Lavar el pepino y cortarlo en rodajas gruesas. Dejar a un lado.

Recortar las hojas externas de la alcachofa. Lavar y trozar. Dejar a un lado.

Lavar la albahaca y repollo, y romper con las manos. Dejar a un lado.

Procesar la palta, pepino, alcachofa, albahaca y repollo en una juguera. Transferir a un vaso y añadir la miel líquida.

Refrigerar 5 minutos antes de servir.

**Información nutricional por porción:** Kcal: 357, Proteínas: 12.1g, Carbohidratos: 63.6g, Grasas: 22.8g

## 49. Jugo de Ciruela y Pepino

**Ingredientes:**

1 taza de ciruelas frescas, sin carozo

1 pepino grande, en rodajas

2 tazas de uvas verdes

1 taza de verdes de mostaza, en trozos

1 rodaja de jengibre pequeña, 1 pulgada

**Preparación:**

Lavar las ciruelas y cortarlas por la mitad. Remover los carozos y dejar a un lado.

Lavar el pepino y cortarlo en rodajas gruesas. Dejar a un lado.

Lavar las uvas bajo agua fría. Colar y dejar a un lado.

Lavar los verdes de mostaza y romper con las manos. Dejar a un lado.

Perlar la rodaja de jengibre y dejar a un lado.

Procesar las ciruelas, pepino, uvas, verdes de mostaza y jengibre en una juguera.

Transferir a vasos y refrigerar 5 minutos antes de servir.

**Información nutricional por porción:** Kcal: 339, Proteínas: 6.9g, Carbohidratos: 56.7g, Grasas: 21.9g

## 50.     Jugo de Limón y Manzana

**Ingredientes:**

1 limón entero, sin piel

2 manzanas verdes grandes, sin centro

½ taza de col rizada fresca

1 pera grande, sin centro

**Preparación:**

Pelar el limón y trozarlo. Dejar a un lado.

Lavar las manzanas y pera. Remover el centro y trozar. dejar a un lado.

Lavar la col rizada y dejar reposar en agua caliente 10 minutos. Colar y dejar a un lado.

Lavar la pera y cortarla por la mitad. Remover el centro y trozar. Dejar a un lado.

Procesar el limón, manzana, pera y col rizada en una juguera. Pulsar. Transferir a un vaso y añadir algunos cubos de hielo antes de servir.

**Información nutricional por porción:** Kcal: 120, Proteínas: 3.2g, Carbohidratos: 62.5g, Grasas: 1.2g

# OTROS TITULOS DE ESTE AUTOR

70 Recetas De Comidas Efectivas Para Prevenir Y Resolver Sus Problemas De Sobrepeso: Queme Calorías Rápido Usando Dietas Apropiadas y Nutrición Inteligente

Por

Joe Correa CSN


48 Recetas De Comidas Para Eliminar El Acné: ¡El Camino Rápido y Natural Para Reparar Sus Problemas de Acné En 10 Días O Menos!

Por

Joe Correa CSN


41 Recetas De Comidas Para Prevenir el Alzheimer: ¡Reduzca El Riesgo de Contraer La Enfermedad de Alzheimer De Forma Natural!

Por

Joe Correa CSN


70 Recetas De Comidas Efectivas Para El Cáncer De Mama: Prevenga Y Combata El Cáncer De Mama Con una Nutrición Inteligente y Alimentos Poderosos

Por

Joe Correa CSN

www.ingramcontent.com/pod-product-compliance
Lightning Source LLC
Chambersburg PA
CBHW030257030426
42336CB00009B/415